OBSERVATIONS ET ÉTUDES

SUR LES EAUX MINÉRALES

DE CAPVERN

(HAUTES-PYRÉNÉES)

PAR LE Dᴿ MONTAGNAN

INSPECTEUR DES EAUX

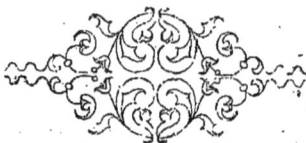

SAINT-GAUDENS

IMPRIMERIE ET LIBRAIRIE D'ABADIE.

—

1868

OBSERVATIONS ET ÉTUDES

SUR LES EAUX MINÉRALES

DE CAPVERN

(HAUTES-PYRÉNÉES)

PAR LE DR MONTAGNAN

INSPECTEUR DES EAUX

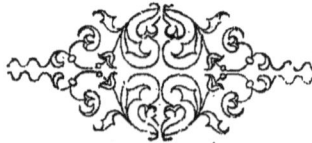

SAINT-GAUDENS

IMPRIMERIE ET LIBRAIRIE D'ABADIE.

1868

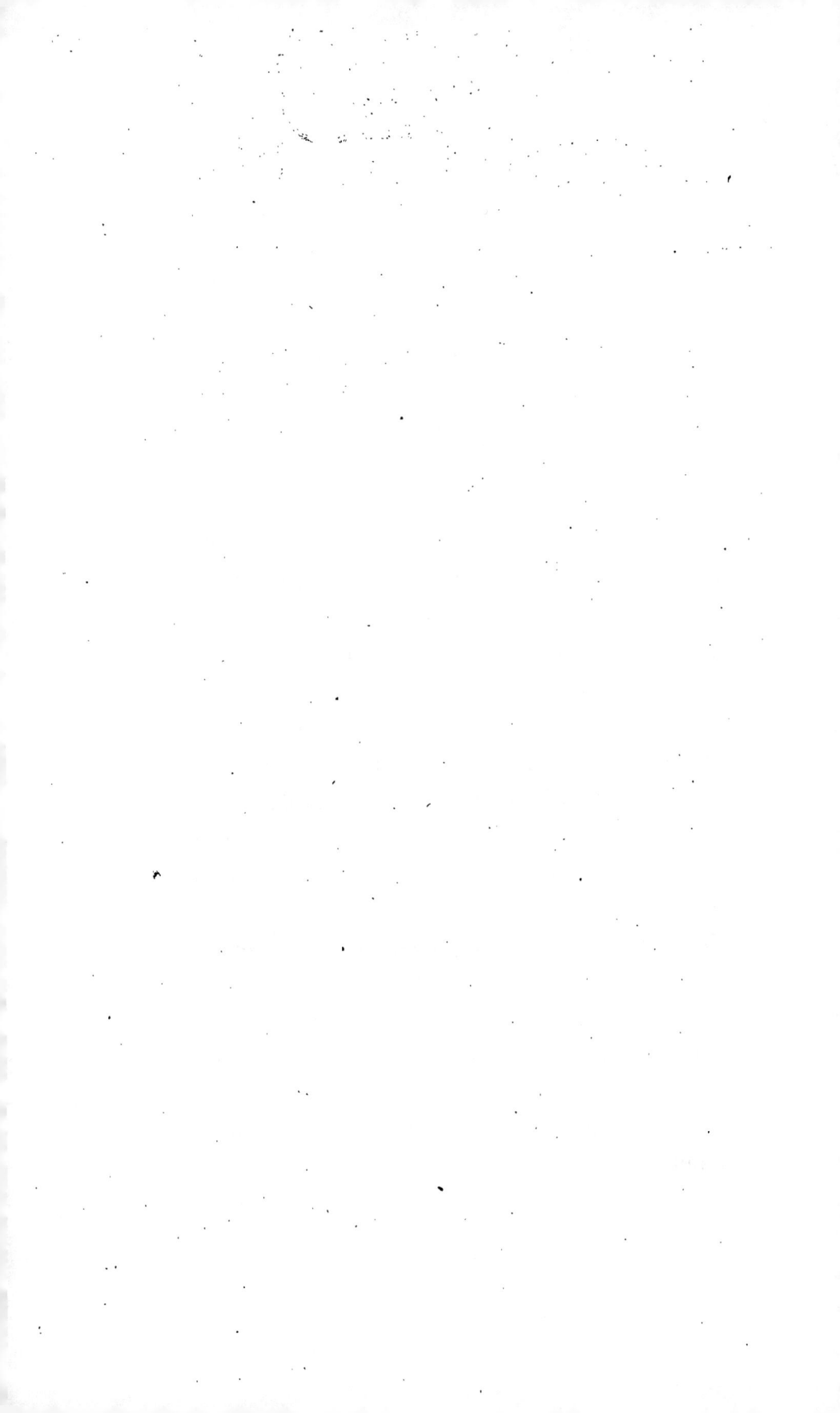

AVERTISSEMENT

Toutes les éditions des divers écrits qui ont été publiés sur les eaux de Capvern sont depuis long-temps épuisées et ont laissé peu de traces dans les ouvrages qui s'occupent d'hydrologie médicale. Ce-pendant la tradition populaire et ces mêmes écrits ont répandu assez d'éclat sur ces eaux pour éveiller l'attention du public et pour faire désirer que leurs propriétés curatives soient consignées dans un tra-vail où l'on pourrait s'en enquérir sans trop de la-beur. Beaucoup de médecins et de malades m'en ayant témoigné le désir, et la population flottante de la station thermale prenant tous les jours plus d'importance, surtout depuis l'ouverture du chemin de fer qui passe à Capvern, c'était presqu'un devoir pour moi de leur donner satisfaction dans le plus bref délai.

C'est pour obéir à ce devoir que je publie ces études qui sont loin d'être complètes, quoiqu'elles soient le résultat d'une pratique de plus de trente ans dans la contrée et le corollaire de faits nombreux que j'ai recueillis depuis que je suis inspecteur, qui m'ont permis de vérifier les assertions des auteurs qui s'en sont occupés et de les contrôler en quelque sorte. Il me sera d'ailleurs facile de le compléter à mesure que les observations recueillies se grouperont autour de moi.

Cette œuvre s'adresse principalement aux médecins qui sont souvent consultés sur les eaux de Capvern et que l'absence de documents laisse dans l'embarras.

J'ai jugé peu utile d'y joindre des renseignements historiques ou descriptifs de la contrée. On les trouvera facilement dans tous les ouvrages, très-nombreux, écrits d'une plume plus autorisée que la mienne, qui se sont occupés des Pyrénées. Il me suffira de dire que les touristes pourront partir de la station thermale de Capvern, qui est située entre les deux Bagnères, comme d'un centre, pour visiter le camp de Lannemezan qui y touche, et toutes les curiosités de nos belles montagnes, l'abbaye de l'Escaladieu, le château de Mauvezin, les grottes de Lortet, d'Esparros, de Labastide, de Sarrancolin, de Tibiran, St-Bertrand-de-Comminges, et surtout la belle et luxuriante vallée de la Neste, et la vallée d'Aure et ses lacs qui méritent à tous égards d'avoir leurs historiens et leurs poètes.

ÉTUDES

SUR LES

EAUX MINÉRALES

DE CAPVERN

———◆———

Le village de Capvern, situé à six kilomètres de Lanne-mezan, à vingt de Bagnères et à vingt-huit de Tarbes, en face de ce magnifique panorama des Pyrénées qu'on appelle les Baronnies et la vallée de l'Arros, est resté longtemps ignoré, quoiqu'il soit digne d'attirer l'attention du touriste à un double point de vue, et par les contrastes émouvants de la nature et par la richesse de ses deux sources minérales.

Quand on se reporte à des temps qui sont à peine éloignés de nous de trente à quarante ans, et que l'on voit, dans l'histoire de ce siècle en général et surtout dans celle de notre belle contrée, si longtemps déshéritée, l'état déplorable des routes, on a moins de peine à concevoir et à s'expliquer un oubli si préjudiciable. Comment en effet serait-on venu chercher le secours des eaux au fond d'un vallon entouré de bois séculaires, où l'on n'arrivait, jusqu'en 1818, qu'à travers des sentiers boueux ou des chemins impraticables, lorsqu'il était si facile au malade ou au touriste de se rendre à Bagnères, à Cauterets, ou même à Barèges par des routes luxueuses? Mais quand la route départementale, il y a trente ans à peine, eut percé la forêt du Kersan, pour aboutir à Lannemezan, le bourg de Capvern, alors encore pauvre et inconnu, composé de quelques maisons couvertes de chaume, fut traversé par elle dans presque toute son étendue; peu à peu il sortit de son obscurité; son aisance s'accrut, les toits de chaume firent place à l'ardoise bleue, et la renommée des sources elles-mêmes, qui jusqu'alors n'étaient fréquentées que par certains malades privilégiés qui gardaient pour eux et pour leurs amis les quelques cabanes qu'on y avait bâties, commença à s'étendre dans les départements voisins.

Est-ce à dire pour cela que jusqu'à cette époque les eaux de Capvern étaient restées tout-à-fait inconnues? Sans entrer à cet égard dans des discussions qui me paraissent oiseuses, il est certain que les eaux du Bouridé étaient déjà employées dans la contrée au moins depuis cent soixante ans, lorsque le médecin Taillade, en 1812, fut forcé par les besoins de sa clientèle, de consulter sur leurs propriétés l'opinion traditionnelle du pays. Dans un écrit publié en 1851, l'Inspecteur, M. Taillade, a démontré invinciblement que les eaux du Bouridé étaient déjà connues au commencement du XVIIe siècle. Les fouilles qui ont été faites depuis cette époque, en 1859, pour une meilleure captation de la source de Bouridé, ont fait découvrir un vieux mur qui semble donner raison à M. Taillade. Il est à regretter qu'elles n'aient pas été poussées assez loin pour en déterminer la nature et pour en connaître les auteurs, qui peut-être remontent à une haute antiquité. Quoiqu'il en soit, à l'appui de cette opinion, M. Taillade, dont l'érudition est incontestable, cite un passage du savant archéologue Du Mège, d'après lequel elles auraient été connues des Romains sous le nom d'*Aquæ Convenarum*. Cette opinion serait corroborée par celle du savant géographe Danville qui s'attache à prouver que Capvern a pu faire partie du Comminges, et il en fixe la situation à quatre lieues de *Lugdunum*, aujourd'hui

St-Bertrand, ce qui paraît parfaitement concorder avec les distances.

Ce qu'il y a de certain, c'est que c'est seulement de nos jours, lorsque les voies de communication ont été établies, lorsque les progrès de la civilisation ont augmenté le cadre des maladies chroniques et ont fait sentir le besoin de nouveaux moyens curatifs, c'est alors seulement, dis-je, que les propriétés remarquables des eaux de Capvern, contre ces affections, propriétés jusqu'alors à peine connues dans la contrée, se sont répandues peu à peu dans les départements voisins et de là dans les principales villes de France, à ce point qu'en 1822 la station thermale recevait 556 malades, en 1866, plus de 1700, et en 1867, 2200.

Les auteurs qui ont écrit sur les eaux de Capvern ne sont pas très-nombreux.

J'ai déjà dit que M. Du Mège *(Statistique des départements Pyrénéens*, page 263) a écrit que les eaux de Capvern étaient anciennement connues sous le nom d'*Aquæ Convenarum*. Ce qui est incontestable, c'est que les deux sources étaient fréquentées dès l'année 1785, du temps de Carrère *(Catalogue des ouvrages qui ont été publiés sur les eaux minérales)* qui fait mention des deux sources de Capvern.

M. de Froidour, commissaire départi de Louis XIV, en avait déjà parlé dans ses mémoires manuscrits, ainsi que Buchos en 1772, dans son *Dictionnaire minéralogique et hydrologique de la France.*

« Poumier *(Analyse des eaux minérales et thermales)*, dit « M. Du Mège, leur attribue une chaleur de 19° à 20° « Réaumur, l'atmosphère étant à 16°. Leur pesanteur spé- « cifique est de 24 grains par livre de plus que l'eau dis- « tillée. L'aréomètre y marque zéro etc., etc. »

Lome., officier du génie militaire, dans son mémoire

des eaux minérales des Pyrénées, en dit quelques mots.

M. Abadie, dans son *Itinéraire topographique et histori-que des Pyrénées*, et M. Fourcade, dans son *Album*, ont aussi chacun consacré un article aux eaux de Capvern.

Les docteurs Brun (de Trie) et Piqué (d'Avezac) ont laissé chacun un mémoire dont je n'ai pu retrouver la moindre trace que dans les *Lettres médico-topographiques* de M. Taillade qui cite quelques courtes observations de ce dernier. Ces *Lettres* qui furent publiées en 1836, le *Traité sur l'eau médicinale et thermale de Capvern*, publié en 1838 par M. Latour, et les mémoires en anglais des docteurs Taylor et Farr, constituent véritablement les seuls ouvrages un peu scientifiques que nous possédions sur Capvern. Mais comme il est très-difficile de s'en procurer, les éditions étant épuisées, le public devra se contenter, en attendant mieux, des quelques études que je lui livre sur ces eaux.

Si je suis entré dans ces détails, ce n'est pas que j'attache beaucoup d'importance à cette question d'ancienneté ; car, nous le savons de nos jours, ce n'est pas l'ancienneté qui fait la véritable noblesse. Mais comme on a prétendu, contrairement à l'opinion de M. Taillade, que l'eau du Bouridé était de minéralisation récente, que sa température s'était élevée de plusieurs degrés dans ces dernières années, depuis 1835, et que cette source n'était fréquentée que depuis environ cette époque, il m'a paru convenable de dire que la question me semble jugée par ce qui précède, autant par la présence de l'ancien mur trouvé pendant les fouilles, que par la température des deux sources constatée par Poumier et qui n'a pas varié depuis cette époque. D'ailleurs il n'y a qu'à s'entendre ; si M. Taillade a raison de soutenir que les deux sources de Capvern étaient déjà connues depuis plusieurs siècles, opinion corroborée et même jugée par les documents histo-

riques que j'ai rapportés et auxquels ajoutent une certitude
de plus les fouilles faites au Bouridé, il n'en est pas
moins vrai de dire que ces eaux n'ont pris quelque extension que dans ces dernières années, lorsque les voies
de communication se sont améliorées et que les malades
ont pu se baigner et se loger dans cette station thermale,
sinon avec luxe, du moins d'une manière décente, com-
mode et confortable. Aujourd'hui que le chemin de fer
passe à Capvern, que quelques améliorations réclamées et
promises nous soient accordées, et cette station thermale
prendra enfin son développement complet. C'est ainsi que
les malades pourront prendre des eaux, dont les propriétés ont été qualifiées par le docteur Farr d'incomparables,
en se procurant toutes les émotions de nos belles Pyrénées et en respirant, loin des montagnes, l'air pur à pleins
poumons, avantage qui vaut bien à mon avis le luxe dont
on jouit à la ville.

L'accroissement rapide de la population flottante des eaux
de Capvern tient-il à la vogue que lui aurait donnée tel
personnage éminent, illustre par sa naissance ou par ses
hauts faits ? Est-il dû à la propagande que l'on fait de
nos jours par toutes les voies de publicité, ou à la renommée d'un médecin célèbre, à un prince de la science ?
Il n'est rien de tout cela. C'est à peine si on peut par-
venir de loin à découvrir en quel lieu est situé Capvern,
tant on a peu usé des moyens de publicité ! C'est à peine
si on peut se procurer un des rares écrits qui ont été
publiés sur ces sources. J'ai même vainement cherché
à me procurer le mémoire du docteur Farr, afin d'avoir
l'analyse des eaux du Bouridé qu'il a faite et qui n'est
pas reproduite dans l'*Annuaire des eaux de France*, où
l'on ne trouve que celle de la Hount Caoude par M. de
Longchamp, par M. Save, et enfin par MM. Rosières et
Latour. Presque aucun des ouvrages d'hydrologie médi-

cale, publiés de nos jours, ne parle des eaux de Capvern. A peine M. Durand-Fardet les classe-t-il parmi les eaux sulfatées calciques ; il ne donne que l'analyse de la Hount Caoude, et ne dit pas un mot du Bouridé.

Il ne leur consacre d'ailleurs que deux lignes et demie où il ne manque pas d'erreurs. Ainsi, il dit qu'il y a à Capvern un petit établissement thermal, tandis qu'il en existe deux, celui de la Hount Caoude composé de vingt-six cabinets confortables de bains et de deux cabinets pour les divers appareils de la douche ou plutôt des douches, et celui du Bouridé qui renferme vingt cabinets de bains.

Quant aux applications, elles sont loin d'être analogues à celles de Bagnères auxquelles il les compare. Cette dernière station thermale fournit au thérapeutiste une grande variété de sources ayant presque toutes de 30° à 50° de température et qui, par leur composition tantôt sulfureuse, tantôt sulfatée ou ferrugineuse, lui donnent, pour le traitement des maladies chroniques, une importance consacrée par plusieurs siècles.

Capvern au contraire, pour ne pas parler d'une source purement ferrugineuse, ne possède que deux sources. Leur volume énorme, leur température moyenne, 23° ou 24°, leur composition chimique spéciale, l'action qu'elles exercent sur la circulation et sur l'innervation et surtout l'organisme en se prêtant un mutuel appui et en se corrigeant l'une par l'autre, en fait une spécialité à part, au moins dans les Pyrénées, qui n'a pas moins d'importance, et qui fournira au médecin qui saura les manier, d'utiles applications.

On voit par ce qui précède que, si les eaux de Capvern ont pris quelque extension, elles ne la doivent pas aux écrivains qui s'en sont occupés, quoiqu'ils n'y soient pas tout à fait étrangers ; qu'elles ne la doivent pas non plus à la propagande qui en a été faite par les journaux et autres voies de publicité. Elles ne la doivent qu'aux malades qui en ont éprouvé les effets salutaires, et si parmi eux il s'est trouvé des personnages de haute distinction, on peut affirmer qu'aucun d'eux ne les a prises sous sa protection. Ce sont ces mêmes malades qui en ont éprouvé les bienfaits, qui ont surnommé Capvern le Vichy des Pyrénées. Nous verrons plus loin si c'est à tort ou à raison.

De tout ce qui précède on peut conclure que les eaux de Capvern, quoiqu'anciennement connues et depuis longtemps fréquentées par les habitants de la contrée, n'ont pris un peu de développement que depuis que les routes ont percé les forêts du Kersan et le pays parsemé de vallons et de côteaux qui leur donnent naissance, et surtout depuis que le chemin de fer y conduit directement les voyageurs. Aujourd'hui on ne saurait plus retarder leur essor, et on sera bien forcé par les réclamations incessantes des malades de les mettre à la hauteur des établissements thermaux de premier ordre au rang desquels les appellent depuis longtemps les propriétés remarquables qui les caractérisent.

CAPVERN, LE VICHY DES PYRÉNÉES

On trouve dans cette station thermale deux sources, abstraction faite d'une source froide ferrugineuse, et de celles qu'on ne peut manquer de découvrir, si jamais le besoin s'en fait sentir ou que les recherches soient dirigées vers ce but. Mais leur richesse et leur abondance est telle qu'on n'y a pas songé jusqu'à ce jour.

La Hount Caoude, la source véritablement active et puissante, jaillit d'une roche calcaire renfermée dans le grand Établissement qui contient vingt-six cabinets de bains, un cabinet pour la douche ascendante, plus celui de la douche descendante. Elle fournit amplement de l'eau pour administrer 2000 bains dans les vingt-quatre heures.

Sa température, invariable dans toutes les saisons, est de 24°.

L'eau de cette source est limpide, assez agréable au goût, un peu rude au toucher et astringente ; la peau et les chairs semblent plus fermes lorsqu'on sort du bain. On a dit et répété qu'elle était inodore. J'ai reconnu qu'elle exhale une légère odeur d'hydrogène sulfuré qui est due à la décomposition superficielle de sulfates qui en font la base. On n'aura aucun doute à cet égard si on porte son attention sur la nature et l'odeur des gaz que l'on exhale lorsqu'on a bu de cette eau.

Elle a été analysée d'une manière superficielle par M.

Longchamp. Elle contient, d'après ce chimiste, de l'acide carbonique, du carbonate de fer, et une petite quantité de sulfate de magnésie.

Depuis cet examen, trois pharmaciens, M. Save d'un côté, et MM. Rosières et Latour de l'autre, ont fait une analyse quantitative de cette eau.

ANALYSE DE M. SAVE.

Voici les résultats par litre :

Acide carbonique...................	quantité indéterminée.
Carbonate de chaux...........................	0,200
— de magnésie.........................	0,010
Sulfate de chaux..............................	0,920
— de magnésie..........................	0,590
Chlorure de magnesium........................	0,010
Perte.......................................	0,010
Total..................	1,740

ANALYSE DE MM. ROSIÈRES et LATOUR.

Acide carbonique............................	0,490
Oxigène...................................	0,180
Azote.....................................	0,280
Total des substances gazeuses.........	0,950
Matière organique............................	0,076
Hydro-chlorate de magnésie....................	0,032
— de soude......................	0,044
— de chaux.....................	0,016
Sulfate de magnésie...........................	0,404
— de soude......................	0,072
S. carb. de magnésie..........................	0,012
— de chaux.....................	0,220
Sulfate de chaux.............................	1,096
Carbonate de fer.............................	0,024
Silice......................................	0,028
Total des matières fixes..............	2,024

L'eau du Bouridé, qui n'est guère moins abondante que la première, vient jaillir dans le bas fond d'une autre colline, à deux kilomètres environ de la première, au sein de terrains de bouleversement où l'on remarque, à côté de couches de schistes inclinées de l'ouest à l'est, diverses terres siliceuses, entremêlées de granit décomposé, de roches et de pouding, en un mot de véritables terrains crétacés inférieurs.

Chose digne de remarque, ces deux sources semblent traverser des terrains de même nature, crétacés inférieurs, et cependant que de différences dans leurs propriétés physiques et chimiques et surtout dans leurs vertus médicatrices.

L'eau du Bouridé est limpide, inodore, onctueuse, gazeuse, et donne à la peau une souplesse ineffable. Elle est un peu fade au goût et douceâtre. Autant l'eau de la Hount Caoude est recherchée pour la boisson, autant l'autre est dédaignée. Autant celle-ci est désirée pour le bain qui amène après lui une sédation, un calme profond, autant l'autre, qui produit une vive stimulation, est redoutée de la plupart des malades. Il y a là une heureuse coïncidence de propriétés diamétralement opposées ; mais aussi que de réformes à introduire, que d'abus à corriger chez la plupart des malades qui se livrent à l'empirisme le plus aveugle et quelquefois le plus funeste.

A l'occasion de mes recherches sur les eaux de Labarthe, qui sont situées à huit kilomètres de celles de Capvern, j'instituai, en 1844, quelques expériences relatives à l'influence qu'exercent les eaux minérales de notre contrée sur la circulation et sur la respiration. J'en consignai dès lors les résultats dans la brochure que je publiai, et je constatai la grande analogie d'action de l'eau de Labarthe avec celle du Bouridé. Il serait trop long de rapporter ici ces expériences ; mais je dirai que depuis deux

ans je les ai renouvelées sur moi et sur d'autres personnes
à diverse reprises, et qu'il en résulte que, pendant le bain
du Bouridé à une température de 30° à 32°, le pouls
tombe au dessous de l'état normal de huit à neuf pulsa-
tions par minute; la respiration suit dans les mêmes pro-
portions. On s'explique peut-être mieux de cette manière
que par la connaissance des propriétés chimiques, l'action
sédative et calmante des bains du Bouridé, action qui lui
a donné une grande vogue parmi les malades qui fré-
quentent Capvern.

Voici l'analyse de cette eau telle qu'elle a été publiée
par le docteur Farr :

Carbonate de chaux	0,50
Sulfate de chaux	1,72
Chlor. de magnesie	0,06
Carbonate de magnesie	0,75
Silex	0,50

Quand on jette un coup d'œil rapide sur le tableau ana-
lytique des sources variées et nombreuses de Vichy, et
qu'on les compare à celles de Capvern, on voit desuite que
les premières appartiennent à cette grande classe d'eaux
altérantes, antiplastiques, fondantes, et les secondes aux
eaux sulfatées, groupe intermédiaire entre les bicarbonatées alcalines, et les sulfurées et chlorurées ; et l'on se
demande comment on a pu surnommer Capvern le Vichy
des Pyrénées.

Il faut bien l'avouer, la science est loin d'être faite sous
le rapport des maladies chroniques et des eaux minérales
qui en sont les véritables remèdes et on pourrait presque
dire les seuls. Qui s'en occupait, il y a à peine trente ans ?
A peine en parlait-on dans les écoles, si ce n'est pour rire
de ce que les anciens appelaient obstructions, empâte_
ments, et guérissaient, comme de nos jours, par les eaux

minérales. A peine quelques médecins dirigeaient-ils les malades près des sources thermales, le plus souvent gardant pour eux les connaissances que l'expérience et une longue pratique leur avaient données. Ce n'est que de nos jours que l'hydrologie médicale a fait des progrès réels. Depuis que le cadre des maladies chroniques s'est élargi, il a bien fallu reconnaître que les eaux minérales en sont le remède véritable, élaboré et préparé par la nature. Mais on n'a pas encore eu le temps d'asseoir la science sur des bases solides et de déterminer quelles variétés de maladies chroniques appartenaient à l'infinie variété d'eaux minérales. Il en est résulté que le malade, guidé par le besoin ou par le caprice, a trouvé sa guérison, tantôt auprès d'une source, tantôt auprès d'une autre, à Bagnères, à Barèges, à Cauterets, à Contrexeville, à Vichy, à Capvern ; de là, la vogue de telle ou telle station thermale ; de là, l'analogie de propriétés que l'on a cru trouver entre ces deux dernières ; de là aussi, la dénomination de Vichy des Pyrénées donnée à Capvern pour affirmer qu'on ne trouve point ailleurs, dans les Pyrénées, des eaux minérales aussi puissantes contre les maladies chroniques qui sont réputées, à tort ou à raison, être du domaine de Vichy.

Quoi qu'il en soit, comme on sait qu'il n'existe pas de source dont la minéralisation soit identique, et celles de Vichy et de Capvern appartenant à deux classes différentes et qui sont loin d'avoir la même minéralisation, il faut admettre que, si elles guérissent les mêmes maladies, elles emploient des procédés différents. Or, si de la tradition populaire et de l'affirmation des docteurs Piqué, Peyriga, Loustau, Taillade, Taylor et Farr, ces deux derniers anglais, on doit conclure qu'on guérit à Capvern, comme à Vichy, non seulement la goutte et la gravelle, ces deux sœurs jumelles, mais une foule de maladies des voies urinaires et de l'appareil gastro-hépatique, il en résulte qu'il faut admettre des nuances dans ces divers états morbides, et peut-être aussi des procédés différents.

Cette dernière vue de l'esprit est confirmée par l'observation directe. Il ressort en effet de l'affirmation de nombreux malades et des faits de gravelle que j'ai consignés dans mon rapport de 1867 et de beaucoup d'autres que je possède, qu'à Capvern l'élimination des graviers et de l'acide urique se produit d'une manière constante, sur les lieux et dès les premiers jours du traitement, presque sans effort et sans douleur, ce qui n'arrive pas par les eaux alcalines, si je puis m'en rapporter à beaucoup de malades qui me l'ont assuré.

Cette propriété d'élimination, à peu près constante chez tous les goutteux et gravelleux, et que je n'ai trouvée en défaut que deux fois sur plus de cent observations, n'a pas été signalée, que je sache, par les divers médecins qui ont écrit sur Capvern, du moins de la manière qu'elle s'exerce et avec la constance que je signale.

Je disais que je ne l'ai trouvée en défaut que deux fois : ceci n'est pas exact et je me suis mal exprimé ; car les deux malades dont il est question avaient déjà expulsé du gravier et de l'acide urique pendant le traitement ; mais ils n'en continuèrent pas moins à éprouver des douleurs, soit vers les reins, soit vers la vessie, malgré la prolongation du traitement thermal.

L'un de ces malades avait été lithotritié. C'était un vieillard de 69 ans, que les suites de cette opération, autant que le progrès de l'âge, avaient jeté dans une profonde anémie. Une année après son séjour à Capvern, son état s'était bien amélioré. Il ne souffrait plus qu'à de rares intervalles des douleurs qui l'avaient tourmenté à Capvern, ce qui rend probable qu'elles étaient purement névralgiques.

L'autre malade, qui avait aussi expulsé du gravier à une

saison précédente et même pendant le traitement actuel, était un homme dans la force de l'âge, d'un tempérament sanguin, fortement constitué. Il faisait un traitement ridicule, buvait vingt-huit à trente verres d'eau, sans prendre ni bains, ni douches. Il ne parvint pas à se débarrasser à la vérité d'un calcul qu'il croyait porter au rein. Mais ce calcul existait-il? était-il de nature à être expulsé? qui le prouve? et de plus ce malade se dirigeait lui-même dans son traitement, qui était pour le moins ridicule, s'il n'était pas la cause des douleurs dont il se plaignait, il buvait par jour vingt-huit à trente verres d'eau, sans prendre ni bains, ni douches. Il partit et je ne l'ai plus revu.

On ne peut donc pas conclure, même de ces deux cas, que la propriété d'élimination a fait défaut. Ils sont au contraire une confirmation de la règle et la preuve que les eaux de Capvern agissent par un procédé bien différent de celui qui résulte des eaux alcalines.

A l'appui de ce qui précède citons quelques observations.

1re Observation.

M. L***, d'un tempérament sanguin, fortement constitué, remarquable par sa belle taille autant que par son affabilité et son esprit observateur, est arrivé à l'âge de cinquante ans sans avoir éprouvé aucun dérangement à sa santé! Il est né de parents goutteux. A l'âge de cinquante ans, il est atteint de gravelle, dont il a plusieurs attaques successives, bien caractérisées par des coliques, vomissements etc., etc. suivies d'expulsions de graviers.

Pendant trois ans, il suit un régime approprié à sa maladie, peu azoté. Il fait usage des poudres et de l'eau de Vichy ; il se rend même à cette station thermale où il passe vingt-cinq ou trente jours. Malgré ce traitement rationnel, ses attaques se renouvellent trois ou quatre fois par an.

Au reste, il me fait remarquer que pendant qu'il boit l'eau de Vichy ses urines sont constamment claires et limpides et qu'il n'a expulsé ses graviers que quatre mois après son retour des eaux, et avec de grandes douleurs.

Arrivé à Capvern, dès les premiers jours de son traitement il rend, presque sans effort et sans douleur, des graviers tout aussi volumineux que précédemment, puis des graviers plus petits et enfin, vers la fin du traitement, du gravier menu et cristallisé. L'année se passe sans attaque.

A la saison suivante, il éprouvait un sentiment de douleur, de tension vers le rein et l'extrémité de la verge au moment où il revint à Capvern.

Après quelques verres d'eau et trois bains, nouvelle expulsion de graviers moins volumineux que la première fois, dépôt presque constant dans les urines pendant les vingt jours que dure la saison ; soulagement ou plutôt guérison pendant l'année. Nouvelle saison l'an d'après ; dépôt dans les urines de couleur briquetée, mais bien moins abondant et alternant avec des urines claires ; trois années consécutives sans attaques.

2me Observation.

M. L***, chirurgien dentiste, quarante-deux ans, tempérament sanguin, constitution des plus vigoureuses, sans antécédents héréditaires, fut débarrassé, il y a quatre ans, d'un calcul assez volumineux au moyen de la lithotritie pratiquée par les mains habiles de M. Nélaton. Mais la cause qui avait produit le calcul subsistait toujours. Soit qu'il se produisît de nouveaux graviers, soit qu'il fût resté dans la vessie quelques fragments, M. L*** éprouvait dans les reins de vives douleurs et divers accidents du côté des voies urinaires. On conseilla au malade d'aller à Vichy.

Trois saisons consécutives sont faites dans cette station thermale où il n'expulse ni calcul, ni gravier.

En 1855, cinq mois après son retour de Vichy, à la suite d'une attaque violente de colique, deux calculs gros comme un grain de froment sont expulsés. Dans la même année, L*** a deux autres attaques de coliques sans expulsion de corps étrangers.

Au mois de juillet 1866, M. L*** arrive à Capvern. Son traitement est institué, et dès le quatrième jour, il rend un calcul ayant la forme d'une olive oblongue et de plus d'un centimètre de diamètre

Trois jours après, nouvelle expulsion de graviers plus petits, presque sans efforts, ni douleur, comme pour le premier ; enfin, vers la fin du traitement qui dura vingt-cinq jours, le malade qui avait vu jusques-là un dépôt, un

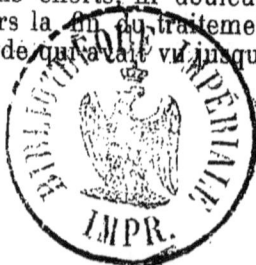

2

trouble dans ses urines, vit disparaître tous les accidents
et recouvra la plénitude de ses forces et de la santé la
plus belle qui continue encore trois ans après. Les calculs
expulsés étaient composés de phosphates ammoniaco-ma-
gnésiens.

3me Observation.

M. Dominique R***, officier de santé, tempérament né-
vroso-sanguin, brun, muscles développés et énergiques,
mène une vie active et n'a jamais été malade jusqu'à l'âge
de soixante ans.

En 1839, au milieu de la santé la plus florissante, il est
pris tout-à-coup de coliques néphrétiques, violentes, qui se
calment sous l'influence d'un traitement antiphlogistique.
Quelques jours après, il rend avec ses urines une certaine
quantité de gravier menu.

En 1840, M. R*** éprouve successivement à trois reprises différentes des attaques tout aussi intenses, qui cè-
dent aux mêmes moyens et se terminent comme la première par l'expulsion de graviers. La dernière, coïncidant
avec la saison des eaux, venait de se terminer, comme je
l'ai dit, par l'expulsion d'une certaine quantité de gravier.
Je conseillai à M. R*** de se rendre à Capvern.

Là, le malade but avec profusion de l'eau, se baigna à la
température de 20°. Au huitième bain, il rendit une prodigieuse quantité de graviers menus. Depuis cette époque,
M. R*** n'a plus eu d'attaques. Il a vécu jusqu'en 1864,
sans avoir éprouvé des accidents nouveaux du côté des
reins et de la vessie. A la vérité, il faisait souvent usage
de l'eau de Capvern à l'exclusion de tout autre remède,
et rendait des urines plus ou moins chargées.

4me Observation

Madame ***, de Rabastens, ménagère, âgée de cinquante
ans, tempérament un peu lymphatique, fortement consti-
tuée et pourvue d'un embonpoint remarquable, s'est toujours bien portée jusqu'à l'année 1860. A cette époque,
elle éprouve divers accidents qu'on attribue à l'âge de retour et à la suppression des menstrues. Elle ressent dans
les reins et vers le bas-ventre des pesanteurs, des élance-
ments, des douleurs plus ou moins intenses, et quelquefois
même une retention d'urine qui oblige la malade à se faire
sonder.

Des sangsues plusieurs fois répétées, des bains et diverses potions calmantes, amènent peu de changements à son état, qui persiste quoi qu'on fasse.

Elle se rend à Capvern, y boit six à sept verres d'eau par jour, prenant des bains entiers à 28°.

Dès les premiers jours, Madame *** ressent l'effet diurétique de l'eau ; ses urines sont rendues avec plus de facilité, avec plus d'énergie. Au quatrième bain, elle sent tomber dans la baignoire et recueille un calcul d'un rouge briqueté, gros comme un haricot de Tarbes, et dès lors elle éprouve un bien-être inexprimable ; le contentement et la joie succèdent à cet état de tristesse et de morosité qui avaient changé depuis quelque temps le caractère de Madame ***. Les jours suivants, de nouveaux calculs plus petits sont expulsés ; plus tard, l'acide urique vient sous forme de cristaux et alors la malade se trouve complètement guérie. Depuis six ans la cure se maintient.

Dans les premiers temps de ma pratique à Capvern, presque tous les calculeux qui me consultaient avaient pris des bicarbonates alcalins et l'eau ou la poudre de Vichy, et imbu des théories chimiques tant en vogue de nos jours, je leur attribuais les effets que je voyais se produire. Mais bientôt mon attention, attirée par les rapports de certains malades et notamment de celui de la première observation qui m'assurait que ses urines étaient toujours claires en prenant l'eau ou les poudres de Vichy, je fus forcé de revenir de mon erreur, voyant l'effet contraire se produire constamment par l'usage des eaux de Capvern. D'un autre côté, ayant rencontré bon nombre de malades qui n'avaient rien expulsé par les eaux bicarbonatées les plus renommées, et dont les attaques néphrétiques s'étaient renouvelées après leur usage, comme pour les deux premiers dont j'ai rapporté les observations, et voyant ces mêmes malades expulser leurs graviers à Capvern, j'ai dû en conclure forcément que leur mode d'action était différent, comme leur composition chimique, et que la manière d'être, l'idiosyncrasie de certains sujets, rebelle, réfractaire à l'action de certaines eaux, subissait l'action d'eaux diffé-

remment composées, et que partant l'eau de Capvern avait
dans certaines circonstances une action spéciale. L'observation de malades qui avaient été guéris exclusivement
par l'usage des eaux de Capvern, comme ceux que j'ai ci-
tés dans les 3me et 4me observations, est venue confirmer
cette manière de voir.

Cette action spéciale qui s'exerce sur les voies urinaires
de la part des eaux de Capvern est à peu près constante,
quel que soit l'âge, le tempérament, l'idiosyncrasie du sujet et la nature du corps étranger à éliminer, et toujours
presque au début du traitement. On a pu s'en convaincre
par les observations ci-dessus rapportées.

Cela me rappelle un fait qui fit vraiment sensation.

5me Observation.

M. D ***, du département des Basses-Pyrénées, âgé de
58 ans environ, fort, sanguin et doué d'un certain embonpoint, s'était toujours bien porté jusqu'en 1866. Il éprouva
alors un malaise, un tiraillement vers la région lombaire
et jusqu'à l'extrémité de la verge. Bientôt cette douleur
augmente et amène des coliques affreuses et une retention
d'urine complète qui nécessite à trois reprises l'emploi de
la sonde.

Les bains émollients et l'eau de Vichy et les pastilles
n'ayant pas soulagé le malade, sur le conseil de son médecin, à peine sorti de la troisième crise, il se rend à Capvern. A son arrivée, il prend un bain et boit deux verres
d'eau. Dans la nuit, une nouvelle attaque se déclare, et
pendant qu'on cherche le médecin, le patient expulse un
calcul volumineux qui obstruait le canal de l'urètre, et tout
se calme.

Trois jours après, plusieurs calculs plus petits sont ren-
dus sans effort et presque sans douleur; puis du gravier
menu, pendant une période de vingt-cinq jours.

Pourquoi les bains ordinaires et les bicarbonates sodiques
employés sont-ils restés sans action sur ce malade d'un tempérament sanguin? Faut-il attribuer aux secousses du voya-
ge l'attaque survenue à son arrivée à Capvern? Les deux

verres d'eau et le bain n'ont-ils pas contribué à l'expulsion
d'un calcul volumineux que trois crises précédentes n'avaient
pu amener au dehors? N'est-il pas plus probable et presque
certain que c'est par l'action expulsive de l'eau de Capvern, qui s'est encore manifestée trois jours après et pendant toute la durée du traitement, par l'écoulement de
nouveaux graviers, que le malade a été guéri?

D'un autre côté, l'action dissolvante des eaux minérales
est regardée aujourd'hui comme plus que problématique.
C'est dans leur action sur les tissus, sur la crase du sang,
plutôt que dans leurs rapports chimiques avec la composition de la pierre, qu'il faut chercher la propriété des
eaux. Cette manière de voir paraît résulter et ressortir de
la dernière observation que j'ai citée.

En effet, comment admettre que deux verres d'eau, en
quelques heures, aient pu par leur action dissolvante diminuer assez un calcul, d'ailleurs resté très-volumineux,
et faciliter avec un seul bain son expulsion? Comment
admettre que les deux verres d'eau ingérée, secondée par
l'eau absorbée pendant le bain, n'a pas été modifiée dans
les voies digestives et dans le torrent circulatoire pour ar-
river juste sur le calcul et y déposer son action alcaline et
dissolvante? N'est-il pas plus vraisemblable de compren-
dre que l'organisme a été constitué de manière à pouvoir
se débarrasser de tout ce qui lui est étranger, et qu'en cette
circonstance, comme dans toutes celles qui sont analogues,
il a obéi à cette loi naturelle et qu'il a été merveilleusement secondé, aidé par l'action tonique, astringente, dila-
tatrice, expulsive de l'eau de Capvern? Comment d'ailleurs
admettre l'action dissolvante de l'eau dans ce cas, avec si
peu d'eau ingérée, ou absorbée en quelques heures? Comment l'admettre pour les calculs composés d'oxalate de
chaux et de phosphates ammoniacaux magnésiens qui sont
pourtant éliminés par l'action de la même eau? Enfin ce

même calcul resté très-volumineux, au point qu'il est difficile de croire qu'il ait pu passer par le canal de l'urètre d'un homme, soumis à l'action renouvelée de l'eau de Capvern pendant vingt jours, reste inaltérable et insoluble pendant ce laps de temps.

Ce n'est donc pas par une action dissolvante, chimique, que l'eau de Capvern a manifesté ses propriétés. C'est plutôt en imprimant aux divers tissus qui composent l'appareil urinaire une force, une vigueur, une tonicité nouvelles, action qui s'est continuée pendant vingt jours en débarrassant le malade de tous ses calculs, graviers, etc., etc.

C'est par le même mécanisme qu'un ecclésiastique, gros, lymphatique, âgé de soixante ans, est parvenu à se débarrasser à Capvern d'un cysticerque qui le tourmentait depuis plus d'une année, et qui avait fait croire à plusieurs médecins que ce malade portait dans l'appareil urinaire des calculs et des graviers.

Il n'y a pas, dans cette circonstance, d'action chimique, dissolvante à invoquer, mais bien l'action tonique, éliminatrice dont j'ai déjà parlé. Cette action a imprimé aux tissus de l'économie, naturellement faibles par la constitution du sujet, et de plus affaiblis par la vie sédentaire et par le progrès de l'âge et de la maladie, la force qui lui manquait pour expulser l'ennemi de la place. Cette action de l'eau de Capvern, sur laquelle on n'a pas assez insisté, qui s'exerce jusques dans les ramifications les plus profondes des voies urinaires et jusques dans la masse du sang qu'elle épure, me paraît très-remarquable. Les eaux alcalines agissent dans un sens diamétralement opposé ; elles laissent le plus souvent le loup enfermé dans la bergerie, comme on dit vulgairement. Celles de Capvern secondent les efforts que fait la nature pour l'en chasser, et elles y réussissent, en le poursuivant jusques dans ses derniers repaires.

Je dois ajouter, et ceci établit une différence encore
plus sensible entre l'eau de Capvern et les eaux bicarbonatées sodiques, qu'à mesure que l'économie et le sang
sont débarrassés des corps étrangers, les malades semblent
renaître et reprendre une vie et une force nouvelles, loin
de tomber dans cet état de prostration et de faiblesse dont
ils ont tant de peine à se relever quelquefois à la suite de
la médication alcaline.

Il y a, dans cette habitude contractée dans ces derniers
temps de soumettre indistinctement tous les goutteux, tous
les gravelleux, sans avoir égard au sexe, à l'âge, au tempérament, à la médication alcaline, une vogue, une mode,
peut-être une grande erreur de la thérapeutique qu'il
faut détruire, et que pour ma part, d'après les faits observés, je n'hésite pas à signaler au monde médical. S'il est
vrai, comme cela me paraît démontré et incontestable,
que la diathèse urique peut atteindre un sujet débilité
constitutionnellement par l'âge ou par le progrès de la
maladie, c'est commettre une erreur, un contre-sens thérapeutique, que de le soumettre à la médication purement
alcaline.

C'est au contraire dans ces cas, plus nombreux qu'on ne
le pense, qu'une médication tonique et excitante se montre
souverainement efficace. C'est dans ce cas que l'eau de Capvern, par son fer, par son acide carbonique, par son oxi-
gène, par les substances salines qui la constituent, par ce
je ne sais quoi que Bordeu appelait l'âme de l'eau minérale, par ce mouvement électrique qui, au dire de M.
Scoutten, se développe de son contact avec le corps hu-
main, c'est alors, dis-je, que cette eau donne au malade
la force, la faculté de se débarrasser des corps étrangers
qui lui sont nuisibles et qui font le tourment de sa vie.
C'est là une des propriétés de l'eau de Capvern qui ressort
d'une foule de faits bien observés, qu'il est de mon devoir

de signaler au public médical, bien qu'elle ait été déjà signalée par les médecins qui m'ont précédé à Capvern, et
notamment par les docteurs anglais MM. Taylor et Farr,
dont les mémoires écrits en anglais ne peuvent être sus-
pectés de partialité, et n'ont pas été suffisamment répandus
pour appeler l'attention.

La pathologie des maladies des voies urinaires est encore
de nos jours, malgré les progrès incontestables de la science, entourée de beaucoup d'obscurité ; et si, à propos des
eaux minérales, on s'est beaucoup préoccupé de la gravelle et de la cystite, et du diagnostic et du traitement de
ces deux maladies, à mon avis on n'a pas signalé tous les
états morbides de cet appareil et encore moins le traite-
mont qui leur convient.

Il est un état pathologique, qui n'est ni la gravelle, ni
la cystite, et qui n'en préoccupe pas moins un certain
nombre de malades. Cet état est caractérisé par un en-
semble de symptômes qui disparaissent presque toujours à
Capvern.

Voici un fait qui résume ce groupe de symptômes :

6ᵐᶜ *Observation.*

M. E***, d'Hastaubin (Basses-Pyrénées), ancien officier
de marine, soixante-dix ans, tempérament bilieux, sec,
fort, bien constitué et bien conservé, a contracté dans les
pays tropicaux la fièvre intermittente qu'il a portée pendant
longtemps. Cette fièvre sans type bien déterminé se repro-
duisait à de longs intervalles, puis disparaissait pour revenir encore malgré les traitements les plus rationnels.
   A la suite d'excès vénériens, M. E *** éprouve dans la
région lombaire une douleur vague, un poids incommode
qui augmente par la pression et qui retentit jusqu'au fondement et vers la racine de la verge Un besoin fréquent
d'uriner se fait sentir et le malade malgré ses efforts ne
peut le satisfaire : dysurie, urines troubles, glaireuses, fi-
lantes. Ces divers symptômes semblent venir par accès,
sont combattus inutilement par l'administration du sulfate

de quinine et finissent par se calmer un peu par un traitement antiphlogistique. Le malade arrive à Capvern.

Etat actuel : Teint bilieux, peau sèche, parcheminée ,
amaigrissement, douleur, poids incommode à la région
prostatique et à la région lombaire ; besoins fréquents
d'uriner ; dysurie, urines troubles, un peu glaireuses au
fond du vase ; inappétence, etc., etc.

Traitement : Eau en boisson portée rapidement à la dose
de huit verres par jour, bains tièdes à 28°. Bientôt les urines sont émises sans difficulté et contiennent un dépôt d'acide
urique ; puis elles redeviennent claires et limpides ; en même
temps tous les autres symptômes disparaissent après un
traitement qui a duré vingt-cinq jours. Je dois noter que
le premier effet des eaux chez ce malade, comme sur presque tous ceux qui les prennent, a été de ranimer l'appétit.

D'autres fois il existe à peine une douleur dans la région
des lombes, douleur mal définie par le malade, avec des
besoins fréquents d'uriner.

Voici un de ces cas que je rapporte à cause de l'effet
tout-à-fait remarquable de l'eau de Capvern sur ce malade :

7me Observation.

M. F***, conseiller éminent à une de nos Cours impéria-
les, d'un tempérament sanguin et surtout nerveux, bien
constitué d'ailleurs, est âgé de cinquante ans. Il n'a jamais
eu de maladies de l'appareil génito-urinaire ; mais depuis
quelque temps il est fort préoccupé d'une douleur presque
permanente à la région lombaire et de besoins fréquents
d'uriner qui ne laissent pas d'être fort embarrassants pour
sa profession. Divers médecins ont été consultés et tous
les traitements institués n'ont apporté aucune modification
à un état qui n'est pas alarmant, mais qui pourtant préoccupe profondément le malade. Il n'a d'ailleurs trouvé aucune espèce de dépôt dans les urines, quoique son attention ait été éveillée de ce côté et qu'il les examine tous les
matins avec une grande exactitude.

Le traitement est commencé à Capvern par une dose
très-modérée d'eau en boisson et des bains tempérés à la
Hount Caoude. Dès le deuxième jour, quoique M. F***
n'eût pris que trois ou quatre verres d'eau et un bain tem-
péré qui produisit une grande agitation et qu'il ne put

prolonger au delà de demi-heure, les urines contenaient un dépôt rouge briqueté et une myriade de graviers à peine perceptibles à l'œil nu. Mais la surexcitation de ce malade fut telle qu'il fallut cesser l'usage des bains et diminuer encore la boisson.

Les bains du Bouridé amenèrent promptement le calme. L'eau en boisson à la dose d'un verre à deux par jour, continuée pendant une quinzaine de jours avec les bains du Bouridé, continuèrent à évacuer les corps étrangers du rein, et ce lombago qui avait tant préoccupé le malade disparut peu à peu, ainsi que l'infirmité qui avait troublé plus d'une fois son sommeil et qui l'avait si souvent forcé de faire suspendre les délibérations de la Cour.

M. F*** me confirmait sa guérison l'année suivante et m'assurait qu'un demi verre d'eau de Capvern suffisait pour lui faire obtenir un dépôt d'acide urique, tandis que chez lui il n'avait jamais pu obtenir ce résultat quelle que fût la quantité d'eau ordinaire ingérée.

Chez d'autres malades on trouve réunis tous les symptômes ci-dessus rapportés ; mais il n'existe aucune difficulté dans la mixtion ; l'examen le plus attentif ne décèle aucun signe de maladie, ni dans le canal de l'urètre, ni dans la vessie ; seulement la sensation douloureuse des reins s'étend tout le long des urétères.

Eh bien ! dans tous ces états morbides, qui semblent être le prélude d'un état plus grave, les eaux de Capvern ont une action remarquable. Suivant les cas, il faut commencer par l'eau du Bouridé, si le tempérament du malade ou un état de surexcitation l'exigent, et on finit le traitement par l'eau du grand établissement pour donner le dernier coup de fouet à la maladie.

J'ai été témoin encore des effets très-avantageux de l'eau de Capvern dans plusieurs cas où un rétrécissement urétral avait produit des accidents consécutifs, cystite chronique, prostatite, retention ou incontinence d'urine. Plusieurs de ces cas avaient été traités soit par l'urétrotomie interne, soit par la dilatation successive. Les accidents un moment disparus revenaient bientôt.

J'ai cité, dans mon rapport de 1847, un de ces cas dont les eaux de Capvern ont triomphé, ramenant le jet de l'urine à son état normal et faisant disparaître le rètrécisse- ment et toutes les congestions de la prostate et de la vessie.

De tout ce qui précède on peut, je crois, conclure que : s'il est généralement admis que les coliques néphrétiques sont du domaine des eaux bicarbonatées sodiques, il est d'autres eaux, les sulfatées calciques, et notamment celles de Capvern, qui ont une action réelle contre ces mêmes coliques et en général contre toutes les affections des voies urinaires ;

Que si les eaux bicarbonatées sodiques diminuent la plasticité du sang, alcalinisent les humeurs, empêchent la reproduction de l'acide urique pendant leur usage, mettent le malade en position de se débarrasser de ses graviers ou calculs, et partant trouvent leur application ; les eaux de Capvern, loin d'enfermer le loup dans la bergerie, par la force expulsive et tonique qu'elles impriment aux organes génito-urinaires et à toute l'économie l'en chassent tant qu'il en reste la moindre trace, le poursuivent jusqu'en ses derniers repaires, la masse du sang, et augmentant la plasticité et la richesse de ce fluide, trouvent aussi leur application ,

Qu'il importe par conséquent de mieux spécifier dans quel cas il convient d'ordonner l'une ou l'autre de ces deux catégories de sources ou de les combiner :

Et qu'enfin, s'il est vrai que Vichy soit efficace contre les coliques néphrétiques, on peut bien permettre à Capvern de se dire le Vichy des Pyrénées, puisqu'il guérit ces mêmes affections et débarrasse plus promptement les malades sans jamais produire la diathèse alcaline et les accidents qui l'accompagnent, et qu'il guérit au contraire ces mêmes accidents.

MALADIES DE L'APPAREIL GASTRO-HÉPATIQUE

Toutes les maladies chroniques si variées et si impor-
tantes de cet appareil, depuis la gastrite chronique, la
gastralgie, les diverses sortes de dyspepsie, jusqu'aux empâ-
tements, engorgements, obstructions, hypertrophie du foie
et aux calculs qui encombrent la vésicule du fiel, les ca-
naux cystiques et cholédoques, sont tributaires des eaux
bicarbonatées sodiques. Tous les ouvrages d'hydrologie en
font foi.

Ces divers états pathologiques, qu'il est souvent mal aisé
de bien définir, mais sur lesquels les médecins s'enten-
dent généralement, font aussi partie du domaine des eaux
de Capvern. On peut donc encore, sous ce rapport, l'appeler le Vichy des Pyrénées.

Et d'abord les calculs hépatiques, qu'ils soient une erreur de la nutrition ou le produit d'un vice constitution-
nel, subissent la force tonique et expulsive de ces eaux.
Elles provoquent autour de ces corps étrangers un travail
de sécrétion, qui n'est pas plus ici que pour les calculs
urinaires une opération chimique, et de ce travail qui
s'exerce sur tout le système gastro-intestinal et hépati-
que, résulte quelquefois, à l'insu du malade, d'autres fois
avec des douleurs dans la région du foie, l'expulsion au
dehors d'une quantité de graviers dont on soupçonnait à

peine l'existence. Je le répète, ce n'est pas en vertu d'une combinaison chimique que ce travail s'opère, mais bien en vertu d'une hypersécrétion qui fait rendre par l'anus au malade non-seulement les corps gravelleux qui lui sont étrangers, mais encore des mucosités abondantes, de la bile plus liquide, et très-souvent une quantité de sang.

Les eaux de Capvern sont un véritable criterium des calculs biliaires. J'ai vu beaucoup de malades, qui n'avaient jamais donné le moindre signe de coliques hépatiques, qui éprouvaient à peine quelque peu d'inappétence et de malaise, être pris au milieu de la cure des eaux, lorsque déjà l'appétit était revenu, de douleurs intenses au côté droit, et rendre des calculs par l'anus. Évidemment l'eau avait changé la nature des sécrétions qui antécédemment avaient produit ces corps étrangers, et ces derniers subissaient un travail d'élimination. Car c'est une loi de l'organisme de se défaire de tout ce qui lui est étranger.

Cette propriété des eaux de Capvern avait été déjà remarquée par M. le docteur Piqué, à une époque où la théorie de la dissolution n'était pas même soupçonnée, loin d'être admise. Ce médecin, dans le mémoire qu'il a laissé sur ces eaux, cite sans entrer dans aucune explication plusieurs cas de calculs biliaires expulsés. M. l'Inspecteur Taillade en cite aussi plusieurs cas et attribue à l'action tonique des eaux les phénomènes de cette expulsion.

Sans nier l'action tonique, je dois dire que toutes les fois que j'ai été témoin d'élimination de calculs biliaires, j'ai vu aussi les éléments minéralisateurs déterminer dans la région gastro-hépatique une tension, un gonflement, une excitation pénible et parfois très-douloureuse. On aurait dit qu'elle devenait le centre d'un mouvement fluxionnaire. Bientôt après, la bile devenue plus fluide, coulait à grands flots, et alors la fluxion se portait vers le fondement, soit qu'elle fût déterminée par le contact irritant de la bile, soit par la propriété des eaux. On voyait alors une supersécrétion de bile, de mucosités mêlées de sang. Celui-ci coulait quelquefois pur, de manière à effrayer le malade qui n'était pas prévenu de cette propriété des eaux.

Sans doute, à la suite d'une pareille crise, le malade se sentait dégagé et plus fort, et c'est ce qui a pu faire croire à un effet tonique, que je ne nie point absolument et que l'on peut à la rigueur attribuer, soit à la présence du fer, soit à la température de l'eau. Mais je soutiens que le phénomène est complexe, qu'il n'est pas le résultat d'une médication purement tonique et qu'il est bien difficile de l'expliquer.

Sans chercher une explication peut-être impossible, contentons-nous de l'observation des faits et tâchons qu'ils viennent au profit de la science et des malades. Nous pourrions citer bon nombre d'observations, et notamment celle d'un négociant de Bordeaux qu'on dirigeait sur Cauterets à cause d'accidents thoraciques caractérisés à l'auscultation par des râles sous-muqueux et sibilants, par une dyspnée intense, par un teint jaunâtre, bilieux et par tous les signes d'une hématose incomplète. Au lieu de suivre la prescription de ses médecins, il vint à Capvern, entraîné par les conseils de quelques malades qui lui vantaient ces eaux contre la constipation dont il était tourmenté et contre le sang hémorrhoïdal dont il avait donné des signes. Il parvint à déterminer une crise par l'anus ; le malade rendit, au milieu d'un flux abondant de mucosités sanguinolentes, une quantité prodigieuse de graviers dont l'élimination se fit pendant dix-sept jours. Il va sans dire que l'amélioration survint dès les premiers jours ; tous les accidents disparurent successivement ; le teint s'éclaircit, l'appétit se ranima, et les forces perdues depuis douze ans revinrent avec un embonpoint et un teint coloré qui le rendait méconnaissable et qui persiste depuis six ans.

En outre de cette action expulsive, qui résulte pour moi de ce fait et de beaucoup d'autres que je pourrais citer, les eaux de Capvern possèdent une action altérante qui ne permet pas au calcul de se reformer, pourvu que leur usage soit assez longtemps prolongé et renouvelé par intervalles.

J'ai en effet observé, et mon expérience est complète à cet égard, que le premier effet de ces eaux est de combattre l'inappétence l'empâtement abdominal, la constipation, l'état congestif du foie etc., en un mot tous les symptômes précurseurs de la formation et de la production de calculs et de graviers. Comment dès lors ces produits hétérogènes pourraient-ils se former ?

Il ne faut pas croire cependant que les eaux de Capvern puissent être employées contre toutes sortes d'affections du foie et dans toutes les phases de ces maladies. C'est là une erreur de beaucoup de malades et de médecins.

Il faut établir deux catégories de ces sortes de maladies. Il faut se demander d'abord si le malade a de la fièvre, et, dans l'affirmative, il faut bien se garder d'employer l'eau de la Hount Caoude, dès le début du traitement.

Il faut dans ce cas préparer le malade, combattre l'éréthisme et la fièvre par les moyens ordinaires, et par l'eau si sédactive du Bouridé, et ce n'est que lorsque la fièvre est tombée qu'on peut commencer le traitement par les eaux, et encore faut-il que le malade et le médecin soient constamment sur leur garde ; car il arrive souvent que la forme aigue se reproduit. Il convient alors de suspendre de nouveau le traitement pendant vingt-quatre ou quarante-huit heures, temps qui est ordinairement suffisant pour calmer l'éréthisme au Bouridé.

Il est fort heureux, pour ces sortes de cas et pour beaucoup d'autres, que nous possédions à Capvern une source, le Bouridé, qui semble avoir été placée là pour être le cor-

rectif de l'énergique puissance de la Hount Caoude. Cette
eau si calmante, si douce, qui laisse à la peau une souplesse et une onctuosité qui frappent tous les malades,
qui, à une certaine température, fait tomber le pouls au
dessous de l'état normal, est le meilleur correctif de l'excitation portée trop loin, de la poussée des eaux trop violente.

C'est souvent par l'eau du Bouridé qu'il convient de
commencer le traitement, suivant le tempérament du malade et la période à laquelle est parvenue la maladie.
Préparé ainsi, le malade arrive graduellement à la guérison,
sans provoquer ces secousses, ces perturbations violentes
qui pourraient devenir funestes. Je le répète, il est très-
heureux que nous possédions cette source pour faciliter
l'emploi de l'autre, chez beaucoup de personnes du sexe,
voire même chez beaucoup d'hommes, dont l'état nerveux
domine toute l'économie et tient sous sa dépendance tous
les phénomènes de la maladie. Elle permet de graduer le
traitement en commençant par des doses successivement
plus fortes. On l'interrompt même quelquefois, suivant les
besoins, en envoyant le malade au Bouridé.

C'est surtout dans les cas où l'hypocondre devient ten-
du et douloureux aux moindres doses de la Hount Caoude,
qu'on éprouve le besoin d'avoir à sa disposition une source
plus faiblement minéralisée, comme celle du Bouridé. Je
n'ai pas trouvé un malade qui, ne pouvant supporter l'eau
de l'autre source, n'assimilât facilement celle du Bouridé et
qui ne parvînt bientôt après à tolérer l'autre et à en reti-
rer les grands avantages qu'on avait d'abord espérés vainement.

Souvent on rencontre des malades qui présentent tous les
attributs d'un tempérament bilieux et dont la santé n'est
troublée qu'à de longs intervalles. Pour cette catégorie, on
peut commencer hardiment par l'eau de la Hount Caoude,

qui provoque dès le début un soulagement inaccoutumé, lequel se prolonge souvent jusqu'à l'entière cure. D'autres fois, on voit survenir chez eux, dès les premiers jours, les accidents aigus auxquels ils étaient sujets par intervalles. Dans les deux cas, le traitement bien dirigé est favorable.

Quand on a longtemps pratiqué à Capvern, une chose frappe l'attention du médecin : c'est que tous ces troubles de l'appareil gastro-hépatique, qui y guérissent le plus ordinairement, semblent liés à une affection hémorrhoïdale exagérée ou interrompue dans son évolution ; alors on est forcé de se poser cette question: Les hémorrhoïdes ont-elles une influence réelle sur l'organisme ? Sont-elles la cause d'un nombre considérable d'états morbides, comme l'ont prétendu les anciens ? La fluxion, et mieux encore le flux hémorrhoïdal, constituent-ils une fonction accessoire, qu'on peut assimiler en quelque sorte à la menstruation, dont l'établissement est souvent une nécessité et dont le dérangement a les suites les plus fâcheuses?

Il faut bien convenir d'une chose, c'est que si l'opinion des anciens, et surtout de l'école de Stahl, est tombée dans l'exagération en en faisant dépendre généralement toutes les maladies, *de venâ portâ porta malorum* (Junker), on ne saurait nier que les hémorrhoïdes n'aient une influence réelle sur l'organisme et sur beaucoup de maladies chroniques. Pour résoudre cette question, qui est encore en litige de nos jours, les faits bien observés manquent. Nous sommes peut-être mieux placé que tout autre, à Capvern, où se rendent de toutes parts les malades tourmentés par l'affection hémorrhoïdale. A en croire ces derniers, la question serait vite jugée. Presque tous s'accordent à dire que le sang hémorrhoïdal est la cause du dérangement qu'ils éprouvent, soit que cette opinion vienne d'eux, soit qu'ils la tiennent de leur médecin. Le traitement qu'ils font à

Capvern semble leur donner raison ; car, s'ils ne se retirent pas guéris, ils éprouvent un grand soulagement aux maux qui les y avaient conduits.

Voyons quelle est l'opinion de M. Taillade à cet égard. « Les eaux de Capvern, dit-il dans ses *Lettres*, sont emplo- » yées pour rappeler, modérer ou régulariser le flux hé- » morrhoïdal. Il y a des médecins qui croient qu'elles » agissent par une véritable propriété spécifique, tant elles » réussissent dans ces divers cas ; quant à moi, il me » semble que la suppression, l'abondance ou l'irrégularité » des hémorrhoïdes pouvant se rattacher à une même cause, » l'asthénie, il est tout simple que nos eaux soient effica- » ces dans des circonstances, non-seulement très-différen- » tes, mais encore opposées en apparence. »

A l'appui de cette manière de voir, M. Taillade cite quelques observations des docteurs Picqué et Peyriga, qui donnent peu de détails et sur le tempérament du malade, et sur les accidents qu'il éprouvait au moment où il fit usage des eaux de Capvern. Les observations qu'il donne de son crû, comme il dit lui-même, et dont il prétend qu'il faut être sobre, ne sont pas plus nombreuses, ni plus dé- taillées. Si de ces faits, si peu satisfaisants pour l'esprit, on peut conclure que les eaux de Capvern n'ont pas été sans influence sur le système de la veine porte, tantôt en arrêtant, ou en modérant, ou en régularisant le flux hémor- rhoïdal, tantôt en déterminant son apparition ou en provo- quant la formation de tumeurs hémorrhoïdales, il n'en est pas moins vrai qu'il faudrait avoir une certaine dose de bonne volonté pour trouver que, dans des cas si différents, constitués par le tempérament et par l'âge, les eaux de Capvern n'ont fait que combattre l'asthénie. Comment en effet admettre l'asthénie chez ce jeune homme de vingt- deux ans, cité par M. Taillade, qui, étant venu accompa- gner son père à Capvern et prenant les eaux comme lui, vit

s'établir, sans être malade, un flux hémorrhoïdal qui parut
à diverses reprises pendant l'usage des eaux ? Que le père,
qui pouvait être dans l'asthénie, quoique rien ne l'éta-
blisse, ait vu reparaître son flux hémorrhoïdal supprimé,
il n'y a là rien d'étonnant, comme le dit M. Taillade, et je
tombe d'accord avec lui qu'il doive sa guérison à une propriété tonique des eaux; mais comment alors admettre que
le fils, qui n'était ni malade, ni asthénique, vienne à fluer
à plusieurs reprises par le seul effet tonique des eaux ? Le
fait en lui-même est remarquable ; il prouve, non pas leur
effet tonique, mais la propriété qu'elles ont d'établir, de
provoquer le flux hémorrhoïdal et d'agir peut-être comme
moyen préventif, comme moyen antagoniste de maladies
qui en dépendent. Il est à regretter que M. Taillade n'ait
pas poursuivi cette observation et qu'il n'ait pas donné plus
de détails.

Quoi qu'il en soit, voici une observation qui ne me paraît pas sans importance et qui peut aider à élucider ce
débat.

*Congestion du cœur, des reins, du foie. Hémorrhoïdes
fluentes consécutives. Anémie.*

M. L***, de Lannemezan, d'un tempérament bilioso-san-
guin, d'une constitution vigoureuse, s'est livré de bonne
heure à tous les penchants d'une jeunesse orageuse ; excès
de table, plaisirs de Vénus, rien n'y a manqué.

Arrivé à l'âge de trente ans sans avoir éprouvé de maladie sérieuse, divers accidents vinrent troubler une santé
jusqu'alors florissante. Des étourdissements, des vertiges,
des suffocations, et une douleur qui des reins s'étendait
tout le long de la colonne vertébrale jusqu'à l'extrémité de
la verge. A tous ces désordres succède une congestion vers
les vaisseaux de la veine porte et un flux hémorrhoïdal qui
semble d'abord guérir et qui finit par jeter le malade dans
une sorte d'anéantissement. L'activité, l'énergie de M.
L*** firent place à la nonchalence, à l'apathie, à des lassi-
tudes spontanées. Son appétit, autrefois si vif, disparut;
sa digestion devint laborieuse. Enfin M. L*** tomba dans

un état d'anémie complet : maigreur extrême, peau sèche, d'un gris sale ; yeux cernés d'un cercle bleuâtre ; conjonctives jaunâtres ; anorexie, constipation, faiblesse extrême.

Cependant le sang coulait toujours par l'anus, et s'il s'arrêtait quelques instants, les étourdissements, les étouffements, les palpitations augmentaient. Si, pour combattre la faiblese, M. L*** tentait quelques analeptiques, quelques toniques, les accidents vers l'estomac, la gastralgie prenaient une nouvelle intensité. Le malade était renfermé dans ce cercle vicieux et n'en pouvait sortir.

C'est après avoir fait l'essai de bien des remèdes, tous infructueux, que le malade vint à Capvern, transporté par une voiture où il eut bien de la peine à monter.

Etat actuel. M. L*** a beaucoup maigri et nage dans ses habits. Sa peau est aride, terreuse ; son aimable empressement d'autrefois est remplacé par l'abattement et la tristesse. S'il fait un pas dans la chambre, ses palpitations augmentent à tel point qu'on voit à distance les battements de son cœur. Son appétit, naguère si énergique, est complètement nul ; s'il mange, c'est par raison et pour ne pas mourir de faim, car il sait bien que son manger lui pèsera. La langue est cependant à l'état normal ; il n'a ni soif, ni vomissements ; il s'écoule sans cesse par l'anus un sang décoloré, mêlé de beaucoup de mucosités.

Pas de toux ; respiration bonne, normale dans les deux poumons. La percussion dénote que le cœur est plus volumineux qu'il n'est normalement ; les battements soulèvent la paroi thoracique et l'oreille, pendant que j'ausculte ; d'ailleurs le premier bruit est sourd et on entend un léger bruit de souffle. La palpation fait reconnaître que le ventre est souple, que le foie ne dépasse pas le rebord des côtes et qu'on détermine à la pression une douleur peu intense sur l'épigastre, Enfin on trouve, sur les marges de l'anus, les traces affaissées de tumeurs hémorrhoïdales, ce qui n'empêchait pas la douleur des reins de s'étendre jusqu'à la verge en arrachant souvent des cris déchirants au malade.

Diagnostic. Congestion du cœur et de tous les organes renfermés dans l'abdomen ; anémie.

Traitement. Dans cet état, qui durait depuis plusieurs mois et qu'aucune des médications tentées n'avait pu soulager, le traitement par l'eau en boisson et en bains ordinaires à la température de 30° est institué à la Hount Caoude. Dès les premiers moments, le malade supporte et digère bien l'eau de Capvern, lui dont l'estomac ne pouvait rien tolérer sans souffrance. Il en est de même des bains, si bien qu'après le cinquième il se sent renaître à la vie. Le sang coule mêlé de mucosités et d'excréments jusqu'au sixième jour. Alors il s'arrête ; l'appétit se ranime, les urines coulent en abondance, d'abord rouges, laissant un dépôt briqueté, puis claires et limpides. Alors disparaît pour ne plus revenir cette douleur cruelle des reins dont j'ai parlé, et tout le cortége d'accidents décrits plus haut s'évanouit peu à peu dans l'espace de trois semaines, pour faire place à un embonpoint et à un état de santé parfaite. Il faut noter que le sang hémorrhoïdal a reparu à plusieurs reprises dans cet intervalle et s'est régularisé pendant de nombreuses années.

Mais la santé de M. L*** ne laissant rien à désirer, il oublia le bienfait des eaux de Capvern et il reprit ses habitudes de jeune homme. Bientôt ses hémorrhoïdes se supprimèrent et tous les accidents, étouffements, palpitations, pouls fort et développé, etc., etc., revinrent en 1848, comme au début de la maladie Malgré l'avis de ses médecins ordinaires, qui voyaient là un état diamétralement opposé à celui qui avait été guéri par les eaux, M. L*** revint à Capvern. Là, dès les premiers bains, le sang coula par l'anus, et tous les accidents disparurent en peu de jours.

M. L*** sait ce qu'il lui convient d'employer, lorsqu'il est menacé de quelque dérangement, c'est-à-dire de voir cesser son flux habituel. Il se hâte de recourir à l'eau de Capvern qui l'a conduit ainsi, avec les attributs d'une verte vieillesse, jusqu'à l'âge de soixante-trois ans.

Ce qui frappe au premier abord, dans cette observation, c'est de voir disparaître, par l'établissement du flux hémorrhoïdal, les symptômes graves de congestion qui menaçaient la vie. Sans doute ils ne disparaissent pas complètement du côté du cœur, puisqu'il reste un état congestif qui ne s'en va que postérieurement sous l'influence de l'eau minérale ; mais la vie reste sauve par le fait de l'apparition du flux : les symptômes alarmants n'existaient plus ; ils étaient remplacés par un état général complètement opposé au premier, un état d'anémie, d'asthénie, comme aurait dit M. Taillade.

L'effet des eaux minérales n'est pas moins remarquable chez ce malade que la prévision d'une sage nature qui l'a d'abord sauvé de la mort qui le menaçait. Elles combattent victorieusement deux états morbides qui semblent diamétralement opposés, l'anémie et la pléthore. Est-ce parce que ces deux états étaient sous la dépendance du système de la veine porte ? Sans rien préjuger à cet égard, il est certain que, sous l'influence de l'eau minérale en boisson et en bains, l'anémie et les diverses congestions du cœur et des organes abdominaux se sont dissipées en peu de jours ; que le flux hémorrhoïdal s'est régularisé pendant plusieurs années, et cela, non pas seulement par l'effet tonique des eaux, comme le voudrait M. Taillade, mais bien par une action bien autrement compliquée. L'eau en boisson a d'abord, comme toujours, réveillé les fonctions digestives depuis longtemps engourdies ; elle l'a fait autant par l'action des sels qui ont débarrassé le canal intestinal de tout ce qui était étranger, que par l'action du fer qui, porté dans le torrent de la circulation, a promptement donné au sang la plasticité qu'il avait perdue. Pendant ce temps, ou plutôt en même temps, les bains secondaient vaillamment cette action en ranimant les fonctions de la peau depuis longtemps abolies, en activant la circulation capillaire, par un mode d'astriction et d'excitation particulier à l'eau de Capvern. On le voit, il y a là une médication très-complexe et très-énergique, même sans parler de ce qui nous est encore inconnu, que Bordeu appelait l'âme de l'eau minérale, et que M. Scouttetten a prétendu être des phénomènes électriques développés au contact de l'eau minérale avec le corps de l'homme.

Lorsque, plusieurs années après, la suppression des hémorrhoïdes a reparu avec les phénomènes de pléthore et de congestion, l'eau minérale avait bien moins à faire que la première fois ; la nature avait déjà préparé la voie, l'eau

minérale l'a rouverte et n'a pas agi par un procédé différent que celui qu'elle avait employé pour supprimer et pour
régulariser le flux. Elle a débarrassé le canal intestinal des
matières hétérogènes qu'il contenait ; l'appétit s'est réveillé
et le sang a repris son cours par les tumeurs hémorrhoïdales, soit que celles-ci eussent été provoquées à le laisser
couler par l'irritation amenée par le passage des excréments
et de la bile, soit que le sang devenu moins plastique par
l'abondance de la boisson en eut contracté plus de facilité
à s'échapper au dehors.

Quelle que soit l'explication, la théorie de cette action
des eaux, l'opinion de M. Taillade me paraît inadmissible
dans cette circonstance dernière et dans tous les cas analogues, si fréquents à Capvern, où le malade se présente
avec tous les attributs de la force et de la pléthore. Cela résulte d'une foule d'observations qu'il serait trop long de
rapporter ici.

Voici encore une observation qui a beaucoup d'analogie
avec la précédente.

M. D***, d'une constitution forte, d'un tempérament sanguin, est arrivé à l'âge de trente-deux ans sans éprouver
de maladie. Cet Adonis de nos Pyrénées, comme dirait
notre poète de la vallée d'Aure, a joui de la vie pendant
sa jeunesse, et il fallait une constitution aussi forte pour
résister aussi longtemps.

Cependant ce tempérament si riche s'use à la fin ; le
moral s'affecte bientôt ; la mauvaise humeur succède à la
gaîté, à l'enjouement ; il survient des vertiges, des pesanteurs de tête ; le teint coloré et vermeil est remplacé par la
pâleur de la face ; les yeux sont cernés et flétris ; inappétence, flatuosités, gastralgie, douleur des lombes, palpitations et une foule de mouvements spasmodiques vers le bas-
ventre, constipation opiniâtre, tel est le cortège des maux
qui l'affligent.

A cet état fatigant succède un flux hémorrhoïdal qui
semble d'abord ramener le calme et le sommeil depuis
longtemps perdus ; mais bientôt l'abondance du flux est
telle que tous les hémostatiques sont impuissants à l'arrê-

ter; antiphlogistiques, astringents de toute sorte, tout devient inutile et le malade tombe dans un état de faiblesse qui devient alarmant.

C'est alors que le malade, abandonné de ses médecins, se fait transporter à Capvern.

Etat actuel : Amaigrissement notable, décoloration de la face et des muqueuses, palpitations, souffle carotidien et veineux, douleur dans la région lombaire ; la station debout et assise est impossible. Il s'écoule sans cesse par l'anus un sang décoloré et des mucosités abondantes. L'appétit est complètement perdu et la vue seule des aliments inspire au malade autant de crainte que d'horreur. L'auscultation et la percussion n'apprennent rien. On voit à l'anus des tumeurs hémorrhoïdales flétries et humides.

M. D*** commence à boire le jour de son arrivée trois verres d'eau à 23° ; elle est bien supportée.

. Le lendemain il prend un bain à 30° de température, qu'il a de la peine à supporter, tant il est sensible à l'action du froid. Il boit dans la journée quatre verres d'eau, et déjà soit espoir de guérir, soit réalité, il se trouve mieux.

Le troisième jour, même traitement ; son bien-être continue. Dans la nuit l'écoulement séro-sanguinolent s'arrête, à la suite d'une selle copieuse ; l'appétit se réveille et les aliments sont tolérés.

Pour abréger, dans l'espace de trente jours de ce traitement qui demeura constamment le même, à l'exception de l'eau en boisson qui fut graduellement augmentée, et des aliments qui furent de plus en plus confortables, M D*** reprit si bien ses forces, son teint coloré et même son embonpoint, que de retour dans la ville qu'il habitait, un de ses médecins, qui le croyait mort depuis un mois, ne pouvait en croire ses yeux.

Deux années se passent dans un état de santé qui ne laisse rien à désirer ; mais alors renaissent, avec la constipation, un sentiment de pesanteur au périnée, des vertiges, des étourdissements, des douleurs de tête ; M. D*** se sent engourdi, inapte à toute espèce de travail, son pouls est fort, développé, et en un mot tous les phénomènes de la pléthore sont réunis, et ses médecins conseillent promptement une saignée par la lancette ou par les sang-sues.

Malgré cet avis, rationnel au reste, M. D***, qui s'était mal trouvé une première fois de ce mode de traitement,

résiste et manifeste aux hommes de l'art son désir de re-
tourner à Capvern. En vain on lui objecte que son état est
diamétralement opposé à ce qu'il était lorsqu'il fut si mi-
raculeusement guéri par ces eaux. Elles l'ont guéri une
première fois, il veut encore en essayer.

Il revient donc à Capvern ; il boit, il se baigne comme
par le passé. Au quatrième bain, après avoir bu dans l'espace de trois jours trente verres d'eau, le sang part par l'anus,
la constipation cesse et tous les accidents ci-dessus relatés
s'évanouissent. Le flux continue pendant trois jours, puis il
disparaît pour revenir encore un peu plus tard pendant le
séjour à Capvern, enfin il se régularise définitivement.

Telle est cette observation de M D***, qui est arrivé sans
autre accident à l'âge de soixante-dix ans.

La relation de ce fait me paraît être en faveur des idées
de Stalh, aussi bien que celui que j'ai rapporté précédemment. Il semble aussi prouver d'une manière incontestable
l'action des eaux de Capvern contre les divers accidents
qui sont sous la dépendance ou d'un flux immodéré, ou
supprimé, ou perverti. Il y a là un état particulier de certains organismes, de certains tempéraments, une sorte de
diathèse hémorrhoïdaire, qui s'adapte merveilleusement à
ce genre d'eaux minérales dont Capvern est le type.

J'ajouterai qu'un grand nombre de malades viennent à
Capvern avec toute l'apparence de la plus brillante santé
et du tempérament le plus vigoureux. Ils y viennent pour
des étourdissements, des éblouissements, des vertiges, des
bourdonnements d'oreilles, constipation, inappétence, etc,.
etc., avec la ferme conviction que ce groupe de symptômes sont sous la dépendance du sang hémorrhoïdal qui n'a
pu s'établir, et que l'eau de Capvern va le provoquer. Chose
singulière ! beaucoup d'entr'eux qui n'avaient jamais encore
vu de traces d'hémorrhoïdes parviennent à les faire fluer.
S'ils n'y parviennent pas, ils appliquent des sangsues au
fondement. Dans l'un et dans l'autre cas, ils se retirent
guéris. Ne semblerait-il pas encore que pour ce groupe de
symptômes, avertissements sans frais d'affections graves,

l'école de Stalh était dans le vrai ? Les cas de ce genre se présentent à Capvern par centaines chaque année, et je suis profondément convaincu par leur observation que ce traitement préventif n'a pas peu contribué à maintenir la santé de beaucoup de personnes. J'appelle sur ce point l'attention de mes confrères Que de malades sont tombés frappés d'apoplexie ou tout au moins de paralysie, faute par eux ou par leur médecin de s'être prémunis par ce traitement !

Pour mon compte j'en vois venir toutes les saisons un grand nombre que je puis rattacher à cette catégorie et je dois dire que beaucoup de ces paralysies sont amendées par nos eaux, et constamment lorsqu'elles sont sous la dépendance du sang hémorrhoïdal, que les malades en aient donné des signes par des tumeurs ou par un flux supprimé antérieurement, ou qu'ils n'en aient présenté aucun signe.

Dans le premier cas, l'usage des eaux rétablit et régularise le flux ; dans le second, il le provoque et parvient à le déterminer au grand soulagement et contentement des malades, sinon dès la première saison, du moins dans une des années qui la suivent.

J'ai vu même des malades appartenant à cette catégorie, d'un tempérament évidemment sanguin, atteints de paralysies, que j'attribuais à une hémorragie cérébrale, s'amender successivement sous l'influence de nos eaux sans qu'elles provoquassent ni le flux, ni l'apparition du bourrelet hémorrhoïdal.

Je pourrais citer M. B***, du Gers, qui a vu disparaître à Capvern tous les accidents, hémiplégie, embarras de la parole, etc., etc., d'une hémorragie cérébrale. Ce malade fréquente depuis plus de douze ans les eaux de Capvern auxquelles il attribue le rétablissement de sa santé, qui paraît parfaite aujourd'hui ; car pendant la saison qu'il y fait, il boit et mange comme tout le monde à table d'hôte, et malgré tous les attributs d'un tempérament très-sanguin, et quoiqu'il ne se soit rien présenté vers l'anus, il n'a pas eu le moindre accident depuis sa première attaque, ce qu'il attribue, je le répète, à l'usage qu'il fait annuellement de nos eaux, dont il prend, pendant l'année, et surtout pendant la saison, une quantité considérable.

Pour en finir avec les hémorrhoïdes, disons qu'il résulte de notre pratique, comme de celle de nos prédécesseurs, qu'elles reparaissent sous l'influence de nos eaux, quelle que soit la cause de leur suppression, et lors même que tous les moyens employés en pareil cas ont échoué. C'est cette constance dans leur action et dans l'amendement et la guérison de tumeurs hémorrhoïdales qui semblaient réclamer l'intervention chirurgicale et qui avaient résisté à tout autre moyen, qui a fait penser à beaucoup de malades et de médecins qu'elles agissaient dans ce cas d'une manière tout à fait spécifique. Telle n'est point l'opinion de M. Taillade. Pour nous, nous pensons qu'aucun autre moyen connu jusqu'à ce jour ne peut rendre autant de services à la science et aux malades contre cet état morbide et les accidents qui peuvent en dépendre et qui assiégent non-seulement l'homme, mais encore la femme presqu'à toutes les périodes de sa vie, et à mon avis, bien plus souvent qu'on ne l'a dit jusqu'à présent. Cette opinion est basée, non-seulement sur les faits que j'ai rapportés dans mon rapport de 1867, d'où il résulte que ce phénomène critique, en y joignant neuf cas de menstrues provoquées ou rappelées, a été provoqué quarante-quatre fois sur soixante-seize observations recueillies, mais aussi sur celle des docteur anglais Farr et Taylor qui l'ont affirmée dans leurs mémoires, et qui n'avaient aucun intérêt à tromper.

Voici un extrait de ce rapport ou plutôt les corollaires qu'il permet de déduire des faits qui s'y trouvent consignés.

Je lo livre tel quel, en attendant que je puisse publier de nouvelles observations et continuer des études qui ne sont qu'ébauchées.

« Quelque restreinte que soit cette statistique, disais-je dans ce rapport, elle tend à corroborer et à affirmer l'opinion des médecins inspecteurs et autres qui ont écrit sur Capvern et qui ont avancé que cette eau minérale a la propriété de provoquer, de rappeler et de régulariser le flux menstruel et hémorrhoïdal, et par conséquent d'agir profondément dans une foule d'états morbides chroniques, et quelquefois latents, que ces deux fonctions tiennent sous leur dépendance, et par suite d'empêcher que certains germes pathologiques ne se transforment en maladies incurables ;

« Que sa principale action s'exerce sur l'appareil digestif et urinaire et en général sur tous les organes abdominaux dont elle ranime les fonctions ;

« Qu'elle possède une vertu qui la rend inappréciable dans une foule de maladies de l'appareil urinaire, et principalement une action éliminatrice constante qui résulte de sa composition chimique spéciale, vertu excitatrice à nulle autre pareille dans la contrée, qui débarrasse l'organisme, jusques dans ses éléments constitutifs, de tout ce qui lui est étranger ou nuisible, calculs biliaires et urinaires, graviers, acide urique, etc., etc.

« Qu'elle possède par conséquent une action évidente et puissante contre les diathèses en général, mais surtout contre la diathèse urique et goutteuse, secondant merveilleusement les procédés de la nature dont une des lois est de se dépouiller de tout ce qui peut lui nuire ;

« Que par conséquent elle rend les services les plus signalés dans une foule de maladies que l'on a agglomérées sous la dénomination d'obstruction du foie, de la rate, et surtout dans ces états morbides de l'estomac, si variés, si

nuancés, qui tiennent à la fois à l'irritation, à la névrose ;
qui sont de la gastrite, de la dyspepsie, de la gastralgie ;
ramenant à son état normal les fonctions de cet organe si
important qui préside, comme un archée, à toutes celles
de la vie organique ;

« Qu'elle agit d'une manière bien différente de tous les
remèdes officinaux, étant bien plus assimilable, se rap-
prochant en quelque sorte de l'organisation et de la vie, et
développant dans l'économie des principes contraires à la
maladie ;

« Que tout ce que nous avons dit de ces diverses propriétés se rapporte principalement à la source de la Hount
Caoude, qui est véritablement la source de Capvern puissante et énergique, et aussi à la source du Bouridé, qui en
est le correctif et l'adjuvant souvent utile, nécessaire ;

« Que combinées et maniées par une main habile, ces
deux sources agissent, non-seulement contre les maladies
chroniques bien caractérisées par les symptômes décrits
dans nos écoles, mais encore contre ces principes consti-
tutionnels, encore latents, insaisissables, qui passent ina-
perçus aux yeux d'un grand nombre de médecins et qui
n'en sont pas moins la source d'affections qui deviennent
incurables dans les générations ;

« Que partant, au lieu d'attendre, comme on l'a fait
jusqu'ici, que ces maladies soient bien définies, il serait
plus rationnel de les attaquer par un traitement préventif. »

C'est ainsi que les eaux de Capvern, secondées par
d'autres moyens hygiéniques bien dirigés, contribueraient
pour une grande part à empêcher l'abâtardissement des
races ; c'est ainsi qu'elles conserveraient à la famille et à
la société une foule de malades qu'elles soulagent, qu'elles
guérissent quelquefois quand leurs maladies ne sont pas
trop avancées, mais qui la plupart du temps leur devien-

nent inutiles ou leur sont à charge. C'est ainsi, qu'en régénérant l'espèce, elles lui donneraient cette énergie mâle et cette vigueur qui caractérisent en général les habitants de Capvern.

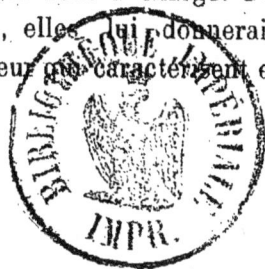

FIN

www.ingramcontent.com/pod-product-compliance
Lightning Source LLC
Chambersburg PA
CBHW071344200326
41520CB00013B/3109